# TABLEAU SYNOPTIQUE

# DE L'HOMME CLASTIQUE

# INCOMPLET [(1)].

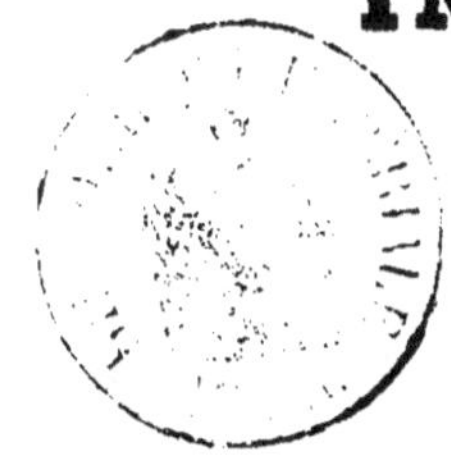

## Édition de 1857.

☞ 1. Squelette du membre thoracique.

1. Portion de la clavicule.
2. Omoplate.
3. Épine.
4. Fosse sous-épineuse.
5. Acromion.
6. Bord supérieur.
7. — inférieur ou axillaire.
8. — interne ou base.
9. Angle supérieur.
10. — inférieur.
11. — externe.
12. Apophyse coracoïde.
13. Humérus.
14. Tubérosité externe ou trochiter.
15. — interne ou trochin.
16. Extrémité inférieure de l'humérus.
17. Tubérosité interne ou épitrochlée.
18. — externe ou épicondyle
19. Cubitus.
20. Olécrâne.
21. Apophyse coronoïde.
22. Radius.
23. Carpe.
24, 24. Les cinq os du métacarpe.
25, 25. Les cinq phalanges.
26, 26. Les quatre phalangines.
27, 27. Les cinq phalangettes.
28. Ligament de l'articulation acromio-claviculaire.
29. Petit ligament convertissant l'échancrure du bord supérieur de l'omoplate en trou.

(1) *Modèle d'homme incomplet,* destiné à l'enseignement de l'*Histoire naturelle* dans les *Lycées* et les établissements qui ne s'occupent pas d'une manière spéciale de la pratique de l'art de guérir, représentant, d'un côté, les muscles et les vaisseaux de la couche superficielle ; de l'autre côté, les muscles, les vaisseaux et les nerfs de la couche profonde ; du reste, offrant, pour les organes renfermés dans les cavités splanchniques, que l'on peut également enlever séparément. les mêmes coupes. les mêmes détails que sur le modèle complet.

30. Ligament acromio-coracoïdien.
31.    —    coraco-claviculaire.
32. Capsule de l'articulation scapulo-humérale.
33. Ligament antérieur de l'articulation huméro-cubitale.
34. — postérieur.
35. — inter-osseux.
36. Ligament radio-carpien postérieur.
37. — latéral interne.
38. — latéral externe.
39. — postérieurs.
40. — carpo-métacarpiens.
41. — métacarpo-phalangiens.
42. — phalangiens.
43. Muscle rhomboïde.
44. — sous-scapulaire.
45. — sus-épineux.
46. — grand rond.
47. — coraco-brachial.
48. — brachial antérieur.
49. Portion du M. omoplat-hyoïdien.
50.    — du M. angulaire.
51.    — du M. sous-clavier.
52. Terminaison de la portion interne du biceps.
53.    — de la portion externe du M. biceps, passant dans la capsule pour renforcer le bourrelet glénoïdien.
54.    — de la portion moyenne du M. triceps.
55. Portion du grand dorsal.
56.    — du M. deltoïde.
57. Extrémité inférieure du M. biceps.
58. Muscle anconé.
59. — court supinateur.
60 — long abducteur du pouce.
61. — court extenseur du pouce
62. — long extenseur du pouce.
63. — extenseur propre de l'index.
64. — long fléchisseur propre du pouce.
65. — carré pronateur.
66. Attache supérieure des M. de la couche superficielle antérieure de l'avant-bras.
67.    — supérieure du M. fléchisseur superficiel

68. Attache supérieure du M. fléchisseur profond.
69.    — supérieure du M. premier radial externe.
70. Portion du tendon commun aux M. deuxième radial externe et extenseurs des doigts.
71. Tendon inférieur du M. premier radial externe.
72.    — inférieur du M. deuxième radial externe.
73.    — inférieur du M. long supinateur.
74, 74. Tendons inférieurs du M. extenseur commun.
75. Bandelette allant du tendon du petit doigt à celui de l'annulaire.
76. Bandelette allant du tendon de l'annulaire à celui du médius.
77. Tendons du M. fléchisseur superficiel offrant une gaine pour le passage
78.    — du fléchisseur profond.
79.    — du M. fléchisseur propre du pouce.
80. Muscle opposant du pouce.
81.    — court fléchisseur du pouce.
82.    — adducteur du pouce.
83.    — opposant du petit doigt.
84. Les 4 M. inter-osseux dorsaux.
85. Artère axillaire.
86.    — cervicale transverse.
87.    — scapulaire supérieure.
88.    — acromio-thoracique.
89.    — scapulaire externe.
90.    — circonflexe antérieure.
91.    —    — postérieure.
92.    — humérale.
93.    — humérale profonde ou collatérale externe.
94.    — collatérale interne.
95. Rameaux musculaires.
96. Artère cubitale.
97.    — récurrente cubitale antérieure.
98.    — récurrente cubitale postérieure.
99.    — inter osseuse antérieure.
100.    —    — postérieure.

101, 101. Artères digitales.
102, 102. — collatérales des doigts.
103. Artère radiale.
104. — récurrente radiale externe.
105. — radio-palmaire.
106. — transversale antérieure du carpe.
107. — radiale à la partie dorsale du carpe.
108. — collatérale externe ou dorsale du pouce.
109. — transverse dorsale du carpe.
110. Branches inter-osseuses.
111. — collatérales dorsales des doigts.
112. Artère collatérale interne du pouce.
113. — — externe de l'indicateur.
114. — radiale passant entre les portions du M. inter-osseux dorsal pour former l'arcade palmaire profonde.
115. Veine axillaire.
116. — céphalique s'ouvrant dans l'axillaire.
117. — basilique.
118. Nerf sus-scapulaire.
119. Plexus axillaire.
120. Nerf sous-scapulaire supérieur.
121. — axillaire.
122. — brachial cutané interne.
123. — musculo-cutané, traversant les fibres du M. coraco-brachial.
124. Filets pour le M. coraco-brachial.
125. — pour le M. brachial antérieur.
126. Nerf médian.
127. Racine interne.
128. — externe.
129. Filet du N. médian s'anastomosant avec le N. musculo-cutané.
130. Nerf inter-osseux.
131. Nerfs collatéraux palmaires.
132. Nerf cubital.
133. Portions de ce N. dans la gouttière épitrochlo-olécrânienne.
134. Nerfs collatéraux palmaires.
135. — radial.
136. Filets pour le M. triceps.
137. Branche antérieure superficielle de terminaison.
138. Branche postérieure profonde de terminaison.
149. Rameaux aux M. de la face postérieure de l'avant-bras.

## ☞ 2. Paroi antérieure du tronc.

a, Portion de la clavicule.
b, Sternum.
c, Muscle sous-clavier.
d, Muscles intercostaux internes.
e, Muscles intercostaux externes.
f, Muscle triangulaire du sternum.
g, — transverse.
h, Aponévrose de ce muscle ouverte pour le passage du muscle droit.
i, Feuillet aponévrotique se continuant avec un pareil feuillet du muscle petit oblique pour former la gaine du muscle droit.
k, Attache du muscle petit pectoral.
l, — du muscle grand pectoral.
m, — du muscle droit.
n, — du muscle grand oblique.
o, — du muscle grand dentelé.
p, Attache du muscle diaphragme.
q, Ligne blanche.
r, Cartilages costaux.
s, Ligament sterno-claviculaire.
t, — interclaviculaire.
u, — costo-claviculaire.
v, Artère épigastrique s'anastomosant avec la mammaire interne, les intercostales et les lombaires.
x, Artère mammaire interne.
y, Branche externe de terminaison de cette artère.
z, — interne.
aa, — perforante de la mammaire interne.
bb, Terminaison de l'artère mammaire externe.
cc, — des artères lombaires.

### ☞ 3. Voûte du crâne.

*a*, M. occipito-frontal du côté droit.
*b*, Portion du M. temporal.
*c*, Attache du M. temporal du côté gauche.
*d*, Surface intérieure du crâne tapissée par la dure-mère.

*e*, Branche de l'artère méningée moyenne
*f*, Sinus longitudinal supérieur.
*g*, Branches collatérales de ce sinus.

### ☞ 4. Couche moyenne gauche.

*a*, Centre ovale de Vieussens.
*b*, Corps calleux.
*c*, Tractus longitudinaux supérieurs.
*d*, Portion supérieure du ventricule lat.

*e*, Portion de l'artère cérébelleuse moyenne.
*f*, Artère dorsale du corps calleux.

### ☞ 5. Couche inférieure gauche.

1. Cavité des ventricules latéraux.
2. Corps striés.
3. Bandelette fibreuse du corps strié.
4. Voûte à trois piliers.
5. Couche des nerfs optiques.
6. Pédoncule supérieur de la glande pinéale.
7. Commissure antérieure.
8. — postérieure
9. Cavité du ventricule moyen.
10. Trou de Monro.
11. Tubercules quadrijumeaux.
12. Éminence nates.
13. — testes.
14. Portion occipitale du ventricule latéral ou cavité digitale.
15. Ergot de Morand.
16. Portion réfléchie du ventricule latéral.
17. Corne d'Ammon.

18. Pédoncule cérébral.
19. Éminences mamillaires.
20. Tuber cinereum.
21. Tige pituitaire.
22. Lobe antérieur.
23. Lobe postérieur.
24. Scissure de Sylvius.
25. Première paire ou nerf olfactif.
26. Deuxième paire ou nerf optique.
27. Chiasma des nerfs précédents.
28. Troisième paire ou moteur commun.
29. Quatrième paire ou pathétique.
30. Terminaison de l'artère carotide interne.
31. Artère communiquante postérieure.
32. — cérébrale antérieure.
33. — — moyenne.
34. — — postérieure.

### ☞ 6. Hémisphère droit du cerveau et cervelet.

1. Surface extérieure.
2. Circonvolutions frontales.
3. — pariétales.
4. — occipitales
5. Base de l'hémisphère.
6. Circonvolutions et anfractuosités externes du lobule antérieur
7. — — du lobule postérieur.
8. Scissure de Sylvius

9. Surface interne.
10. Circonvolution du corps calleux.
11. — interne du lobule antérieur.
12. Circonvolution de la cavité digitale ou du lobule postérieur.
13. Corps calleux.
14. Genou antérieur
15. — postérieur.

16. Grande fente cérébrale.
17. Tubercules quadrijumeaux.
18. Glande pinéale.
19. Commissure postérieure.
20. — antérieure.
21. Voûte à trois piliers.
22. Pilier antérieur venant de l'écorce de l'éminence mamillaire.
23. Septum lucidum.
24. Cavité formant le cinquième ventricule.
25. Troisième ventricule.
26. Trou de Monro, faisant communiquer le troisième ventricule avec le latéral.
27. Aqueduc de Sylvius.
28. Valvule de Vieussens.
29. Pie-mère intérieure.
30. Plexus choroïdien.
31. Tige pituitaire.
32. Tuber cinéreum.
33. Éminence mamillaire.
34. Cervelet.
35. Vermis supérieur.
36. — inférieur.
37. Sillon médian.
38. Protubérance annulaire
39. Pédoncule cérébral.
40. — cérébelleux moyen.
41. Bulbe rachidien.
42. Éminence pyramidale antérieure.
43. — olivaire.

44. Corps restiforme.
45. Quatrième ventricule.
46. Calamus scriptorius.
47. Nerf olfactif ou première paire.
48. Nerf optique ou deuxième paire.
49. Chiasma.
50. Nerf moteur oculaire commun ou troisième paire.
51. — pathétique ou quatrième paire.
52. Cinquième paire.
53. Sixième paire.
54. Septième paire.
55. Huitième paire.
56. Neuvième paire.
57. Dixième paire.
58. Onzième paire.
59. Douzième paire.
60. Terminaison de l'artère carotide interne.
61. Artère cérébrale moyenne.
62. — — antérieure.
63. Artère dorsale du corps calleux
64. — communicante postérieure.
65. Terminaison de l'artère vertébrale.
66. Artère spinale antérieure.
67. — — postérieure.
68. — basilaire.
69. — cérébelleuse antérieure et inférieure.
70. — — supérieure.
71. — cérébrale postérieure.

☞ 7. Moitié gauche de la face et du cou.

*Ouvrez le crochet placé à la région basilaire, et faites glisser de bas en haut la moitié gauche de la face.*

1. Cavité orbitaire.
2. Fente sphéno-maxillaire.
3. — sphénoïdale.
4. Fosse temporale.
5. — zygomatique.
6. — canine.
7. Aile interne de l'apophyse ptérygoïde.
8. Os maxillaire inférieur.
9. Coupe faite pour démontrer la disposition de l'artère et du nerf dentaire.

10. Portion horizontale de l'os maxillaire
11. — verticale.
12. Angle.
13. Col.
14. Condyle.
15. Dents incisives
16. — canines.
17. — petites molaires.
18. — grosses molaires
19. Arcade zygomatique coupée.
20. Conduit auditif externe.

21. Portion membraneuse.
22. — de l'apophyse mastoïde.
23. Conduit auditif interne.
24. Fosse antérieure de la base du crâne.
25. — moyenne.
26. — pituitaire, occupée par le corps du même nom.
27. Apophyse basilaire.
28. — clinoïde postérieure.
29. — — antérieure.
30. — styloïde du temporal.
31. Corps de l'os hyoïde.
32. Petite corne.
33. Grande corne.
34. Artère carotide primitive.
35. — — interne.
36. — — externe.
37. — thyroïdienne supérieure.
38. Rameau laryngé supérieur.
39. — — inférieur.
40. — du muscle sterno-mastoïdien.
41. Artère linguale.
42. Branche sublinguale.
43. — dorsale de la langue.
44. Artère maxillaire externe ou faciale.
45. Branche sous-mentale.
46. Artère pharyngienne inférieure.
47. Branche méningienne.
48. — pharyngienne.
49. Artère occipitale.
50. — auriculaire postérieure.
51. Rameau stylo-mastoïdien.
52. Artère temporale superficielle.
53. — maxillaire interne.
54. Origine de la transversale de la face.
55. — de la temporale moyenne.
56. Artère méningée moyenne, fournie par l'artère maxillaire interne.
57. Divisions de l'artère précédente dans le crâne.
58. Branche antérieure.
59. Rameau orbitaire.
60. Branche postérieure.
61. Rameau de cette branche pour le nerf facial passant dans l'hiatus Fallopii.
62. Artère dentaire inférieure.
63. Branche milo-hyoïdienne.
64. — mentonnière.

65. Artère ptérygoïdienne.
66. — temporale profonde postérieure.
67. — massétérine.
68. — buccale.
69. — temporale profonde antérieure.
70. — alvéolaire ou dentaire supérieure.
71. — sous-orbitaire.
72. — carotide interne dans le sinus caverneux.
73. Origine de l'artère ophthalmique.
74. Veine jugulaire interne.
75. Tronc commun aux veines faciales, s'ouvrant dans la jugulaire interne.
76. Veine temporale superficielle.
77. Veine maxillaire interne s'unissant à la précédente pour former la
78. — jugulaire externe.
79. Branche de communication avec la jugulaire interne.
80. Membrane dure-mère.
81. Sinus caverneux.
82. — pétreux supérieur.
83. — — inférieur.
84. — occipitaux transverses.
85. — coronaire.
86. Nerf moteur commun.
87. — pathétique.
88. Ganglion de Gasser.
89. Portion non ganglionnaire de la cinquième paire.
90. Nerf ophthalmique.
91. — maxillaire supérieur.
92. Branche orbitaire.
93. Rameau lacrymal.
94. Filet temporal.
95. — malaire.
96. Ganglion otique.
97. Nerf grand palatin ou palatin antérieur.
98. Rameau nasal inférieur.
99. Nerf sphéno-palatin.
100. Nerfs alvéolo-dentaires postérieurs.
101. Terminaison du maxillaire supérieur.
102. Nerf maxillaire inférieur.
103. — temporal profond
104. — massétérin

105. Nerf buccal.
106. — du muscle ptérygoïdien interne.
107. — auriculo-temporal.
108. Branche supérieure du nerf précédent.
109. Rameau s'anastomosant avec le nerf facial.
110. Nerf lingual.
111. Corde du tympan s'anastomosant avec le précédent.
112. Nerf dentaire inférieur.
113. Filet du nerf précédent s'anastomosant avec le nerf lingual.
114. Rameau myloïdien.
115. — mentonnier.
116. Nerf facial.
117. Rameau auriculaire postérieur.
118. Branche supérieure.
119. — inférieure.
120. Nerf glosso-pharyngien.
121. Rameaux pharyngiens.
122. Nerf pneumo-gastrique.
123. Rameau pharyngien.
124. — laryngé supérieur.
125. Nerf récurrent se terminant au larynx.
126. — spinal.
127. Branche du précédent s'anastomosant avec le pneumo-gastrique.
128. Nerf grand hypoglosse.
129. Branche descendante du nerf précédent s'anastomosant avec la branche descendante interne du plexus cervical.
130. Sac lacrymal.
131. Conduits lacrymaux.
132. Cartilage de l'aile du nez.
133. Muscle transversal du nez.

134. Cornet supérieur.
135. — moyen.
136. — inférieur.
137. Ouverture du canal nasal.
138. Sinus sphénoïdal.
139. Trompe d'Eustache.
140. Muscle péristaphylin interne.
141. — — externe.
142. — palato-staphylin.
143. — glosso-staphylin.
144. — pharyngo-staphylin.
145. Glande amygdale.
146. Voile du palais.
147. Langue.
148. Portion du muscle génio-glosse.
149. Muscle hyo-glosse.
150. — génio-hyoïdien.
151. — stylo-glosse.
152. — stylo-pharyngien.
153. — stylo-hyoïdien.
154. — mylo-hyoïdien.
155. — digastrique.
156. — ptérygoïdien externe.
157. — thyro-hyoïdien.
158. — crico-thyroïdien.
159. Muscle aryténoïdien.
160. — crico-aryténoïdien postérieur
161. Insertion des muscles constricteurs du pharynx.
162. Larynx.
163. Épiglotte.
164. Corde vocale supérieure.
165. Corde vocale inférieure.
166. Sinus laryngé.
167. Cartilage aryténoïde.
168. — thyroïde.
169. — cricoïde.
170. Commencement de la trachée-artère.

## ☞ 8. Paroi postérieure du pharynx.

a, Muscle constricteur supérieur.
b, — — moyen.
c, — — inférieur.
d, Rameau fourni par l'artère pharyngienne inférieure.

e, Rameau nerveux fourni par le pneumo-gastrique.
f, — fourni par le N. glosso-pharyngien.
g, Portion de l'œsophage.

☞ 9. **Moitié droite de la face.**

| | | | |
|---|---|---|---|
| 1. | Arcade zygomatique. | 37. | Conduit de Stenon, |
| 2. | Conduit auditif externe. | 38. | Cavité des fosses nasales. |
| 3. | Portion de l'apophyse mastoïde. | 39. | Cornet supérieur. |
| 4. | Os hyoïde. | 40. | — moyen. |
| 5. | Cartilage thyroïde. | 41. | — inférieur. |
| 6. | Cartilage cricoïde. | 42. | Méat supérieur. |
| 7. | — arythénoïde. | 43. | — moyen. |
| 8. | Portion du M. temporal. | 44. | — inférieur. |
| 9. | — — occipito-frontal. | 45. | Orifice de la trompe d'Eustache. |
| 10. | Muscle orbiculaire des paupières. | 46. | Cavité buccale. |
| 11. | Ouverture oculaire. | 47. | Voûte palatine. |
| 12. | Muscle releveur commun de l'aile du nez et de la lèvre supérieure. | 48. | Voile du palais. |
| 13. | — releveur propre de la lèvre supérieure. | 49. | Pilier antérieur. |
| | | 50. | — postérieur |
| 14. | — petit zygomatique. | 51. | Luette. |
| 15. | — grand zygomatique. | 52. | Langue. |
| 16. | — buccinateur. | 53. | Pharynx. |
| 17. | — triangulaire. | 54. | Larynx. |
| 18. | — carré. | 55. | Épiglotte. |
| 19. | — houppe du menton. | 56. | Corde vocale supérieure. |
| 20. | — labial supérieur. | 57. | — — inférieure. |
| 21. | — — inférieur. | 58. | Trachée-artère. |
| 22. | — masséter. | 59. | Terminaison de l'artère carotide primitive droite. |
| 23. | — ptérygoïdien interne. | 60. | Artère carotide interne. |
| 24. | — — externe. | 61. | — — externe. |
| 25. | Muscle constricteur supérieur. | 62. | Artère thyroïdienne supérieure. |
| 26. | — — moyen. | 63. | — linguale. |
| 27. | — — inférieur. | 64. | — maxillaire externe ou faciale. |
| 28. | — hyoglosse. | 65. | — occipitale. |
| 29. | — génio-glosse. | 66. | — oriculaire postérieure. |
| 30. | — génio-hyoïdien. | 67. | — pharyngienne inférieure. |
| 31. | — thyro-hyoïdien. | 68. | — maxillaire interne. |
| 32. | — crico-thyroïdien. | 69. | — temporale superficielle. |
| 33. | Portion de l'œsophage. | 70. | Veine frontale. |
| 34. | Corps thyroïde. | 71. | — temporale. |
| 35. | Portion de la peau des lèvres. | 72. | Veine thyroïdienne. |
| 36. | Portion de la glande parotide. | | |

☞ 10. **Poumon gauche ouvert pour montrer la disposition des vaisseaux et des bronches.**

| | | | |
|---|---|---|---|
| a, | Veine et artère diaphragmatiques supérieures. | d, | Lobe inférieur. |
| b, | Nerf diaphragmatique. | e, | Veines pulmonaires. |
| c, | Lobe supérieur | f, | Artères pulmonaires |
| | | g, | Bronches. |

## ☞ 11. Poumon droit.

*a*   Lobe supérieur.
*b*,   — moyen.
*c*,   — inférieur.
*d*, Artère pulmonaire.
*e*, Veine pulmonaire.

*f*, Bronches.
*g*, Plèvre pulmonaire se repliant pour former le médiastin postérieur.
*h*.   — pulmonaire se repliant pour former le médiastin antérieur

## ☞ 12. Cavité gauche du cœur.

*a*, Veines pulmonaires.
*b*, Oreillette.
*c*, Ventricule.
*d*, Auricule.
*e*, Artère coronaire gauche du cœur.
*f*, Veine coronaire.
*g*.   — moyenne ou postérieure.
*h*, Origine de l'aorte.

*i*, Origine de l'artère coronaire droite.
*k*, Les trois valvules sygmoïdes à l'orifice de l'aorte.
*l*,   Valvule mitrale.
*m*, Cloison interventriculaire.
*n*, Cavité du ventricule.
*o*, Colonnes charnues.
*p*, Plexus coronaire gauche ou antérieur.

## ☞ 13. Cavité droite du cœur, etc., etc.

1. Ventricule droit.
2. Oreillette.
3. Auricule.
4. Artère coronaire droite.
5. Artère graisseuse de Vieussens.
6. Veine cave inférieure.
7. Valvule d'Eustache.
8. Veine cave supérieure.
9.   — azygos.
10.   — sous-clavière gauche.
11.   —   — droite.
12.   — jugulaire interne.
13.   —   — externe.
14. Veines cardiaques antérieures s'ouvrant dans l'oreillette.
15. Veine thyroïdienne inférieure droite.
16.   —   —   — gauche.
17.   — médiastine antérieure.
18. Cloison inter-auriculaire.
19. Fosse ovale.
20. Artère pulmonaire.
21. Canal artériel.
22. Ouverture de l'artère pulmonaire dans le ventricule.
23.   — auriculo-ventriculaire.
24. Valvule triglochine ou tricuspide.
25. Colonnes charnues de première espèce.

26. Colonnes charnues de deuxième espèce
27.   —   — de troisième espèce
28. Aorte primitive.
29. Tronc brachio-céphalique.
30. Artère sous-clavière droite.
31.   — carotide primitive droite.
32.   —   —   — gauche.
33.   — sous-clavière gauche.
34.   — thyroïdienne inférieure.
35.   — mammaire interne.
36.   — vertébrale.
37.   — cervicale profonde.
38.   — cervicale transverse.
39.   — scapulaire supérieure.
40.   — intercostale supérieure.
41. Aorte thoracique.
42. Artères bronchiques.
43.   — œsophagiennes.
44.   — inter-costales aortiques.
45. Insertion du canal thoracique dans la veine sous-clavière gauche.
46. OEsophage.
47. Trachée-artère.
48. Bronches.
49. Nerfs pneumo-gastriques droit et gauche.
50. Nerf récurrent, ou laryngé inférieur.

<table>
<tr><td>51. Filets cardiaques.</td><td>58. Fréquentes anastomoses des pneumo-gastriques autour de l'œsophage.</td></tr>
<tr><td>52. — trachéens.</td><td></td></tr>
<tr><td>53. Continuation du nerf pneumo-gastrique droit à la partie postérieure de l'œsophage.</td><td>59. Nerfs cardiaques droits fournis par les ganglions cervicaux du grand sympathique.</td></tr>
<tr><td>54. — du nerf pneumo-gastrique gauche à la partie antérieure.</td><td>60. — cardiaques gauches.</td></tr>
<tr><td></td><td>61. Plexus cardiaque résultant de ces nerfs.</td></tr>
<tr><td>55. Filets trachéens de ces deux nerfs.</td><td>62. Ganglion cardiaque.</td></tr>
<tr><td>56. — bronchiques.</td><td>63. Plexus coronaire droit.</td></tr>
<tr><td>57. — œsophagiens.</td><td>64. Filets ventriculaires.</td></tr>
</table>

## ☞ 14. Paquet intestinal.

*Ouvrez le crochet placé à l'union du côlon transverse avec le côlon descendant, et amenez le paquet intestinal en avant en le portant de bas en haut.*

<table>
<tr><td>a, Jéjunum.</td><td>p, Côlon ouvert pour montrer les cloisons incomplètes.</td></tr>
<tr><td>b, Iléum.</td><td></td></tr>
<tr><td>c, Cœcum.</td><td>q, Bandelette longitudinale antérieure.</td></tr>
<tr><td>d, Insertion de l'intestin grêle.</td><td>r, — postérieure externe.</td></tr>
<tr><td>e, Côlon ascendant.</td><td>s, — — interne.</td></tr>
<tr><td>f, — transverse.</td><td>t, Artère mésentérique supérieure.</td></tr>
<tr><td>Face interne du jéjunum.</td><td>u, Veine mésentérique supérieure ou grande mésaraïque.</td></tr>
<tr><td>g, Valvules conniventes.</td><td></td></tr>
<tr><td>h, Glandes de Brunner.</td><td>v, Artère et veines colique supér. droites.</td></tr>
<tr><td>i, Face interne de l'iléum.</td><td>x, — moyenne.</td></tr>
<tr><td>k, Glandes de Peyer ou plaques gaufrées.</td><td>y, — inférieure.</td></tr>
<tr><td>l, Appendice vermiculaire du cœcum.</td><td>z, Ganglions mésentériques.</td></tr>
<tr><td>m, Valvule cœcale.</td><td>aa, — méso-coliques.</td></tr>
<tr><td>n, Lèvres.</td><td>bb, Vaisseaux chylifères.</td></tr>
<tr><td>o, Freins.</td><td></td></tr>
</table>

## ☞ 15. Estomac, duodénum et pancréas.

<table>
<tr><td>a, Estomac.</td><td>p, Conduit accessoire au canal pancréatique.</td></tr>
<tr><td>b, Grande courbure.</td><td></td></tr>
<tr><td>c, Petite courbure.</td><td>q, Le même s'ouvrant dans le duodénum.</td></tr>
<tr><td>d, Insertion de l'œsophage dans l'estomac.</td><td>r, Canal cholédoque.</td></tr>
<tr><td>e, Cavité de l'estomac.</td><td>s, Ouverture des conduits pancréatique et cholédoque.</td></tr>
<tr><td>f, Ouverture cardiaque.</td><td></td></tr>
<tr><td>g, — pylorique.</td><td>t, Artère coronaire.</td></tr>
<tr><td>h, Grand cul-de-sac.</td><td>u, Branche ascendante.</td></tr>
<tr><td>i, Petit cul-de-sac.</td><td>v, Artère gastro-épiploïque droite.</td></tr>
<tr><td>k, Première portion du duodénum.</td><td>x, Rameau pancréatico-duodénal.</td></tr>
<tr><td>l, Seconde portion.</td><td>y, — de la mésentérique supérieure.</td></tr>
<tr><td>m, Troisième portion.</td><td>z, Artère gastro-épiploïque gauche.</td></tr>
<tr><td>n, Pancréas.</td><td>aa, Rameaux courts fournis par la splénique.</td></tr>
<tr><td>o, Conduit pancréatique.</td><td></td></tr>
</table>

*bb*, Rameaux pancréatiques.
*cc*, Terminaison du nerf pneumo - gastri-
que.

*dd*, Terminaison du nerf pneumo-gastrique
droit.
*ee*, Rameau se portant au plexus-solaire

## ☞ 16. Vessie.

*a*, Vessie.
*b*, Sommet.
*c*, Col.
*d*, Canal déférent.
*e*, Vésicule spermatique.
*f*, Canal éjaculateur.
*g*, Prostate.
*h*, Uretères.
*i*, Cavité de la vessie.

*k*, Bas-fond.
*l*, Ouvertures des uretères.
*m*, Ouverture du canal de l'urèthre.
*n*, Trigone vésical.
*o*, Veru-montanum.
*p*, Ouverture des conduits éjaculateurs.
*q*, Artères vésicales.
*r*, Filets nerveux fournis par le plexus
hypogastrique.

## ☞ 17. Portion gauche du gros intestin.

*a*, Côlon descendant.
*b*, S. iliaque du colon.
*c*, Rectum.

*d*, Artère mésentérique inférieure.
*e*, — hémorrhoidale moyenne.

## ☞ 18. M. diaphragme.

*Un crochet placé à l'ouverture aortique le fixe à la colonne
vertébrale ; ouvrez, et portez de bas en haut.*

*a*, Aponévrose centrale.
*b*, Artère et nerf diaphragmatique supérieur.
*c*, Pilier droit.
*d*, — gauche.
*e*, Faisceau se portant du pilier droit au
pilier gauche.
*f*, — — du pilier gauche
au pilier droit.
*g*, Petite ouverture résultant de cet entre-
croisement.
*h*, Ouverture pour l'œsophage et les nerfs
pneumo-gastriques.

*i*, Ouverture pour l'aorte, le canal thoracique et la veine azygos.
*k*, — pour la veine cave inférieure.
*l*, Artère diaphragmatique droite.
*m*, — — gauche.
*n*, Veine diaphragmatique.
*o*, Portion du ganglion semi-lunaire droit
et gauche.
*p*, Grands nerfs splanchniques droit et
gauche, passant entre les fibres diaphragmatiques.
*q*, Plexus diaphragmatiques droit et gauche.

## ☞ 19. Foie, rate, reins et vaisseaux.

1. Foie.
2. Sillon longitudinal.
3. — transverse.

4. Éminence Porte postérieure ou lobe
de Spigel.
5. — — antérieure.

6. Dépression qui répond à l'estomac.
7. Enfoncement pour le côlon.
8. Disposition des branches de division de la portion antérieure de la veine porte.
9. Branche de division de l'artère hépatique pour le lobe droit.
10. Id. pour le lobe gauche.
11. Racines du canal hépatique.
12. Vésicule biliaire.
13. Canal hépatique.
14. — cistique.
15. — cholédoque.
16. Rate.
17. Rein ouvert.
18. Scissure.
19. Substance corticale ou granuleuse.
20. — médullaire ou tubuleuse formant des cônes (pyramides de Malpighi).
21. Mamelons.
22. Calices
23. Bassinet.
24. Uretère.
25. Capsule surrénale.
26. Bosse répondant au rein.
27. Artère aorte.
28. — diaphragmatique.
29. — cœliaque.
30. — hépatique.
31. — pylorique.
32. — gastro-épiploïque droite.
33. Rameau cistique.
34. Artère splénique.
35. Rameaux pancréatiques.
36. Artère gastro-épiploïque gauche.
37. Rameaux courts.
38. Artère coronaire stomachique.
39. — mésentérique supérieure.
40. — capsulaire moyenne.

41. Artères et veines rénales.
42. Artère et veine spermatiques.
43. — mésentérique inférieure.
44. Artères lombaires.
45. Division de l'aorte formant les iliaques primitives.
46. Veine cave inférieure.
47. Ouverture des veines hépatiques.
48. Veine porte formée par la réunion des veines.
49. Mésentérique supérieure ou grande mésaraïque.
50. Petite mésaraïque.
51. Veine splénique.
52. Portion antérieure de la veine porte se distribuant au foie.
53. Ganglion semi-lunaire.
54. Plexus solaire, point de départ des autres plexus.
55. — diaphragmatique.
56. — cœliaque.
57. — hépatique.
58. — coronaire stomachique.
59. — splénique.
60. Plexus mésentérique supérieur.
61. — rénal.
62. — lombo-aortique.
63. — mésentérique inférieur.
64. Continuation du plexus lombo-aortique pour former le plexus hypogastrique.
65. Filets du grand sympathique communiquant avec le plexus lombo-aortique.
66. Ganglions lymphatiques lombaires.
67. Branches fournies par la réunion de plusieurs vaisseaux lymphatiques allant au canal thoracique.
68. Vaisseaux chylifères allant au canal thoracique.

☞ 20. Portion supérieure de la moitié gauche de la colonne vertébrale.

*Faites glisser, de bas en haut.*

1. Fosse postérieure de la base du crâne.
2. Portion mastoïdienne du temporal.
3. Canal vertébral.
4. Arc antérieur de l'atlas.

71. Filet de communication de la quatrième paire avec la cinquième.
72. Cinquième paire.
73. Sixième paire, s'unissant à la précédente pour former le plexus axillaire.
74. Septième paire.
75. Huitième paire cervicale.
76. Branche postérieure de la deuxième paire.
77. Branches postérieures des paires cervicales.
78. Nerf vertébral.
79. Cordon de communication des ganglions.
80. Filets qui s'anastomosent avec les nerfs cervicaux.

## ☞ 21. Squelette de la jambe.

1. Fémur.
2. Condyle interne.
3. Condyle externe.
4. Rotule.
5. Tibia.
6. Extrémité supérieure.
7. Tubérosité interne.
8. — externe.
9. Extrémité inférieure.
10. Malléole interne.
11. Corps.
12. Bord antérieur ou crête.
13. Péroné.
14. Extrémité supérieure ou tête.
15. — inférieure ou malléole externe.
16. Tarse.
17. Calcanéum.
18. Astragale.
19. Scaphoïde.
20. Premier cunéiforme.
21. Deuxième cunéiforme.
22. Troisième cunéiforme.
23. Cuboïde.
24, 24. Les cinq os du métatarse.
25, 25. Les cinq phalanges.
26, 26. Les quatre phalangines.
27, 27. Les cinq phalangettes.
28. Articulation fémoro-tibiale.
29. Bord extérieur des ligaments semi-lunaires.
30. Ligament latéral externe.
31. — rotulien antérieur.
32. Ligaments latéraux de la rotule.
33. Ligaments péronéo-tibial antérieur et supérieur.
34. Ligaments péronéo-tibial postérieur et supérieur.
35. — inter-osseux.
36. — péronéo-tibial antérieur et inférieur.
37. Articulation tibio-tarsienne.
38. Ligament antérieur.
39. — postérieur.
40. Extrémité inférieure du triceps.
41. Portion du vaste interne.
42. — — externe.
43. — du tendon du droit antérieur.
44. — du troisième adducteur.
45. Tendon du M. demi-membraneux.
46. Portion allant s'attacher au condyle externe.
47. — — à la partie postérieure de la tubérosité interne du tibia.
48. Tendon des M. couturier, droit interne et demi-tendineux formant la patte d'oie.
49. Attache supérieure du M. jambier antérieur.
50. — — du M. extenseur commun.
51. — du M. long péronier latéral.
52. — supérieure du M. soléaire.
53. — — des M. jumeaux.
54. — inférieure du M. biceps.
55. Portion supérieure du M. plantaire grêle.
56. Muscle poplité.
57. — fléchisseur commun des orteils.
58. — jambier postérieur.
59. — court péronier latéral

60. Attache supérieure du M. extenseur propre du gros orteil.
61. — supérieure du M. long fléchisseur du gros orteil.
62. Tendon du M. long péronier latéral.
63. Insertion du tendon d'Achille au calcanéum.
64. Attache postérieure des M. superficiels de la plante des pieds.
65. — postérieure du M. accessoire du long fléchisseur commun.
66. Tendon du M. long fléchisseur propre du gros orteil.
67. — du M. jambier antérieur.
68. Portion qui s'attache au cuboïde.
69. — — au premier métatarsien.
70. Ligament annulaire du tarse.
71. Tendon de l'extenseur du gros orteil.
72. Tendons du M. pédieux.
73. — du M. extenseur commun des orteils.
74. — du M. court fléchisseur commun des orteils.
75. — du M. long fléchisseur commun des orteils.
76. Muscle court fléchisseur du gros orteil.
77. — fléchisseur du petit orteil.
78. — abducteur transverse.
79. Les trois M. inter-osseux plantaires.
80. Les quatre M. inter-osseux dorsaux.
81. Partie inférieure de l'artère crurale.
82. Rameaux musculaires.
83. Artère poplitée.
84. Première articulaire supérieure interne.
85. Deuxième articulaire interne.
86. Troisième articulaire interne.
87. Première articulaire externe.
88. Deuxième articulaire externe.
89. Artère articulaire antérieure.
90. — — postérieure ou jumelle.
91. — tibiale antérieure.
92. — récurrente fournie par cette artère.
93. Rameaux musculaires.
94. Artère malléolaire externe.

95. Artère malléolaire interne.
96. — pédieuse.
97. — sus-tarsienne interne.
98. — — externe.
99. — sus-métatarsienne.
100. Branches inter-osseuses.
101. Terminaison de la pédieuse passant entre les deux portions du M. premier inter-osseux pour s'anastomoser avec l'arcade plantaire profonde.
102. Artère inter-osseuse du premier espace.
103. Tronc tibio-péronier.
104. Artère nourricière du tibia.
105. — péronière.
106. Rameaux musculaires.
107. Artère péronière postérieure.
108. Rameaux articulaires.
109. Artère péronière antérieure.
110. Terminaison de cette artère sur le côté antérieur et externe du pied.
111. Artère tibiale postérieure.
112. Rameaux musculaires.
113. Rameau calcanéen.
114. Terminaison de cette artère formant l'arcade plantaire.
115. Artère collatérale externe du petit orteil.
116. Première inter-osseuse.
117. Deuxième inter-osseuse.
118. Troisième inter-osseuse.
119. Quatrième inter-osseuse.
120. Origine de la veine saphène interne.
121. Veine saphène interne.
122. Origine de la veine saphène externe.
123. Veine poplitée.
124. — saphène externe s'ouvrant dans la précédente.
125. — crurale.
126. Nerf saphène.
127. Branche récurrente ou rotulienne.
128. — directe ou jambière.
129. Rameaux se distribuant à la partie inférieure de la jambe.
130. Terminaison du grand N. sciatique.
131. Nerf sciatique poplité externe ou péronier

132. Nerf saphène péronier.
133. Terminaison du N. sciatique poplité externe.
134. Nerf du M. jambier antérieur.
135. — musculo-cutané.
136. — tibial antérieur.
137. Branche interne de terminaison.
138. — externe.
139. Nerf sciatique poplité interne ou tibial
140. Branche pour le jumeau interne.
141. — — — externe.
142. Nerf saphène tibial.
143. Terminaison du nerf précédent au côté externe du pied.
144. Branche pour le M. poplité.
145. — — soléaire.
146. — — jambier postérieur.
147. — — extenseur commun des orteils.
148. Rameau calcanéen.
149. Branche interne de terminaison ou N. plantaire interne.
150. Filets collatéraux des orteils.
151. Nerf plantaire externe.
152. Branche superficielle.
153. — profonde.

## ☞ 22. Tronc.

1. Base du crâne.
2. Trou occipital.
3. Portion du trou déchiré postérieur.
4. Vertèbre atlas.
5. Arc antérieur.
6. — postérieur.
7. Masse latérale.
8. Axis.
9. Septième vertèbre cervicale ou proéminente.
10. Vertèbres dorsales.
11. Corps des vertèbres dorsales.
12. Apophyses transverses.
13. — épineuses.
14. Vertèbres lombaires.
15. Corps.
16. Apophyses transverses.
17. — épineuses.
18, 18. Côtes.
19. Tête de la côte.
20. Tubérosité.
21. Angle.
22. Sacrum.
23. Base.
24. Sommet.
25. Trous sacrés antérieurs.
26. Coccix.
27. Os iliaque.
28. Crête iliaque.
29. Épine iliaque antérieure et supérieure.
30. — — — et inférieure.
31. Fosse iliaque interne.
32. Fosse iliaque externe.
33. Pubis.
34. Corps du pubis.
35. Branche horizontale.
36. — descendante.
37. Tubérosité de l'ischion.
38. Grand trochanter.
39. Cavité digitale.
40. Ligament vertébral commun antérieur.
41. Disques inter-vertébraux.
42. Ligaments vertébro-costaux.
43. — transverso-costaux.
44. Ligament iléo-lombaire.
45. Capsule de l'articulation iléo-fémorale.
46. Grand ligament sacro-sciatique.
47. M. grand droit antérieur de la tête du côté droit.
48. — petit droit antérieur de la tête.
49. — droit latéral.
50. — long du cou.
51. — scalène antérieur.
52. — — postérieur.
53. Portion du M. long du cou du côté gauche.
54. M. inter-costaux internes.
55. — — externes.
56. — sus-costaux.
57. — transversaire épineux.

217. Muscle grand rond.
218. Portion du M. deltoïde.
219. Muscle grand dorsal.
220. — grand dentelé.
221. Portion du M. grand oblique.
222. Espace triangulaire entre le grand oblique et le grand dorsal, où on voit les fibres du petit oblique.
223. Muscle grand fessier.
224. — moyen fessier.
225. — facia-lata.
226. — couturier.
227. — droit antérieur.
228. Vaste externe.
229. — interne.
230. Muscle premier adducteur.
231. — droit interne.
232. — demi-membraneux.
233. — demi-tendineux.
234. — biceps.
235. — jumeaux.
236. — soléaire.
237. — tendon d'Achille.
238. — long péronier latéral.
239. — extenseur commun.
240. — jambier postérieur.
241. Arcade crurale.
242. Aponévrose facia-iliaca.
243. Aponévrose facia-lata.

## ☞ 23. Membre thoracique droit.

1. Muscle deltoïde.
2. — Triceps brachial.
3. — Biceps.
4. — coraco-brachial.
5. — brachial antérieur.
6. — long supinateur.
7. — premier radial externe.
8. — deuxième radial externe.
9. — extenseur commun des doigts.
10. — — propre du petit doigt.
11. — cubital postérieur.
12. — anconé.
13. — cubital interne.
14. — petit palmaire.
15. — grand palmaire.
16. — rond pronateur.
17. Muscle fléchisseur sublime.
18. Ligament annulaire antérieur.
19. — — postérieur.
20. Muscle court abducteur du pouce.
21. — abducteur du petit doigt.
22. Veines collatérales des doigts.
23. Arcade veineuse dorsale.
24. Veine céphalique du pouce.
25. — salvatelle.
26. — radiale.
27. — cubitale antérieure.
28. — — postérieure.
29. — médiane commune.
30. — — basilique.
31. — — céphalique.
32. — céphalique.
33. — basilique.

PARIS. — TYPOGRAPHIE DE FIRMIN DIDOT FRÈRES, FILS ET C^e, RUE JACOB, 56.